LES ALIMENTS DE BASE ESSENTIELS POUR UNE BONNE ALIMENTATION

AMÉLIOREZ VOTRE SANTÉ AVEC LES NUTRIMENTS DONT VOTRE CORPS A VRAIMENT BESOIN, LES PROTÉINES, LES GLUCIDES, LES GRAISSES

Jessy M. Brown

Première édition

Table des matières

INTRODUCTION

Manger sainement n'est pas une question de doctrines rigides de nutrition, de maigreur irréaliste ou de privation de la nourriture que l'on aime. Il s'agit plutôt de se sentir bien, d'être plus vigoureux et de rester le plus en santé possible, ce qui peut se faire en apprenant certains concepts de base de la nutrition et en les utilisant d'une manière qui fonctionne pour vous.

Pour manger sainement, il faut d'abord apprendre à " manger intelligemment ", non seulement ce que l'on mange, mais comment on mange. Vos choix alimentaires peuvent réduire votre risque de maladies comme les maladies cardiaques, le cancer et le diabète, et combattre la dépression.

De plus, l'apprentissage d'habitudes alimentaires intelligentes peut augmenter votre énergie, augmenter votre mémoire et stabiliser votre humeur. Vous pouvez élargir votre gamme de choix d'aliments sains et apprendre à planifier à l'avance pour produire et maintenir une alimentation enrichissante et intelligente.

CHAPITRE I : DEVENEZ PLUS INTELLIGENT

Au lieu de trop vous soucier de compter les calories ou d'évaluer la taille des portions, pensez à votre alimentation en termes de couleur, de variété et de fraîcheur ; il devrait alors être plus facile de faire des choix santé. Mettez l'accent sur la découverte des aliments que vous aimez et des recettes simples qui incorporent quelques ingrédients frais. Petit à petit, votre alimentation deviendra plus saine et plus délicieuse.

Cuisiner avec des ingrédients faciles vous ramène aux ingrédients alimentaires de base, comme le faisait grand-mère pour les cuire. En utilisant des ingrédients simples dans vos recettes de repas, vous pouvez limiter ou éliminer les effets négatifs des aliments transformés et chargés de produits chimiques sur vous et vos proches.

Une cuisine saine avec des ingrédients faciles à préparer nécessite un peu de planification pour organiser votre cuisine. Nous menons une vie bien remplie aujourd'hui, donc la dernière chose que nous voulons faire est d'ajouter plus de temps à nos horaires chargés, c'est pourquoi vous devez planifier pour rendre votre cuisine plus efficace et réduire votre temps de magasinage.

Une des premières choses que vous voudrez accomplir est de regarder à travers votre cuisine et d'étudier toutes vos étiquettes d'aliments, une fois que vous arrivez à des aliments qui sont sains pour vous, vous voudrez peut-être faire une liste de ce dont vous aurez besoin pour compléter le travail de remodelage de votre cuisine.

Avec des ingrédients de base faciles à manipuler, vous pouvez rapidement préparer une variété d'aliments différents qui sont rapides et sains.

Il y a beaucoup d'aliments de base que vous pouvez conserver dans votre garde-manger

- ✓ Grains entiers
- ✓ Haricots secs
- ✓ Édulcorants naturels
- ✓ Huiles bénéfiques et bonnes graisses
- ✓ Épices séchées

Il y a beaucoup d'aliments de base que vous pouvez conserver dans votre congélateur

- ✓ Légumes
- ✓ Fruits et baies
- ✓ Viandes et bouillons
- ✓ Fromage

Commencez lentement et modifiez vos habitudes alimentaires au fil du temps.

Essayer de rendre votre alimentation saine du jour au lendemain n'est ni réaliste ni brillant. Si vous modifiez tout en même temps, vous risquez souvent de tricher ou d'abandonner votre programme d'aliments frais.

Faites de petits pas, comme ajouter une salade (pleine de légumes colorés) à votre alimentation une fois par jour ou passer du beurre à l'huile d'olive pendant la cuisson. Au fur et à mesure que vos petits changements deviennent une habitude, vous pouvez continuer d'ajouter des choix plus sains à votre alimentation.

Chaque modification que vous faites pour améliorer votre alimentation est importante. Vous n'avez pas besoin d'être parfait et vous n'avez pas besoin d'éliminer totalement les aliments que vous aimez pour avoir une alimentation intelligente. L'objectif à long terme est de se sentir bien, d'avoir plus d'énergie et de diminuer le risque de cancer et de maladie. Ne laissez pas vos trébuchements vous perturber - chaque choix d'aliments sains que vous faites est important.

Pensez à l'eau et à l'exercice

- *Eau*

L'eau aide à éliminer les déchets et les toxines de nos systèmes. Cependant, de nombreuses personnes souffrant de déshydratation ressentent beaucoup de fatigue, un manque d'énergie et des maux de tête. Il est courant de confondre soif et faim, alors rester bien hydraté vous aidera aussi à faire des choix alimentaires plus judicieux.

- *Activité physique*

Trouvez quelque chose d'actif que vous aimez faire et ajoutez-le à votre journée, tout comme vous ajouteriez des légumes sains, des canneberges ou du saumon. Les bienfaits de l'activité physique tout au long de la vie sont nombreux et l'exercice régulier peut même vous motiver à faire des choix alimentaires sains une habitude.

CHAPITRE II : COMMENT MAINTENIR UN ÉQUILIBRE DANS L'ALIMENTATION ?

La plupart du temps, les gens pensent qu'une alimentation intelligente est une proposition de tout ou rien, mais l'une des principales bases d'une alimentation saine est la modération. Malgré ce que les régimes à la mode vous font penser, nous avons tous besoin d'un équilibre d'hydrates de carbone, de protéines, de graisses, de fibres, de vitamines et de minéraux pour maintenir un corps sain.

Si vous interdisez certains aliments ou groupes d'aliments, il est naturel de vouloir davantage ces aliments et de vous sentir perdant si vous cédez à la tentation.

Si vous êtes attiré par les aliments sucrés, salés ou malsains, commencez par réduire la taille des portions et ne les mangez pas aussi souvent. Plus tard, il se peut que vous ayez moins envie d'eux ou que vous les considériez comme des indulgences occasionnelles.

Des aliments sains sont essentiels au maintien d'une alimentation et d'un mode de vie sains. Les temps ont changé et il existe de nombreux choix d'aliments nutritifs.

- ***Tu te souviens de la pyramide alimentaire ?***

L'ancienne pyramide alimentaire de l'USDA a changé. Nous l'avons toujours reconnu comme les 6 groupes alimentaires de base. Il a été modernisé et compte maintenant 5 groupes de base qui comprennent les grains entiers, les graines, les noix et les huiles végétales.

Graisses, huiles et sucreries

✓ Les noix, le poisson et les huiles végétales sont des sources saines de gras.

✓ Réduire la margarine, le beurre, le saindoux et les aliments qui en contiennent. Ceci réduit les graisses solides.

✓ Utilisez le sodium, les gras trans et les gras saturés avec parcimonie.

✓ Les huiles insaturées comme l'huile d'olive ou l'huile de tournesol doivent être utilisées.

✓ Viande, volaille, poisson, oeufs, haricots secs et noix

✓ Utilisez des coupes de viande maigres.

✓ Choisissez plus de poisson, de haricots, de pois, de noix et de graines.

Basé sur un régime de 2000 calories, vous mangeriez 5 1/2 onces par jour.

Lait, yogourt, fromage et produits laitiers

Choisissez des assortiments faibles en gras comme le lait écrémé, le babeurre faible en gras, le yogourt et les fromages faibles en gras. Le tofu et le soja sont des options de première classe.

Sur la base d'un régime de 2000 calories, vous consommerez 3 tasses par jour.

Fruits

✓ Vous êtes capable d'utiliser toutes sortes de fruits. Ils peuvent être congelés, secs et frais.

✓ Les fruits sont faibles en gras, contiennent des fibres, des minéraux et des vitamines. Ils aident aussi à freiner le goût des sucreries !

Sur la base d'un régime de 2000 calories, vous mangeriez 2 tasses de fruits par jour.

Légumes

Choisissez des légumes à feuilles vert foncé comme le brocoli et les épinards.

✓ Choisissez des patates douces, des carottes et d'autres légumes.

✓ Retirer les pois et les haricots secs comme les lentilles et les haricots rouges ou les haricots pinto.

Sur la base d'un régime de 2000 calories, vous en consommeriez 2 tasses et demie chaque jour.

Grain

✓ Choisissez des grains entiers, du pain, des craquelins, du riz ou des pâtes. Mangez un minimum de 3 onces par jour. Ceux-ci sont chargés d'hydrates de carbone complexes et de fibres.

✓ Une tranche de pain représente environ une once, 1 bol (environ une tasse) de céréales pour le déjeuner, 1/2 bagel ou muffin anglais, 1/2 tasse de pâtes ou de riz.

Basé sur un régime de 2000 calories, vous mangeriez 6 onces par jour.

Il est crucial que vous choisissiez des aliments sains de chaque groupe pour obtenir les nutriments dont votre corps a besoin.

- ***Pensez à des portions plus petites.***

La taille des portions a augmenté récemment, surtout dans les restaurants. Lorsque vous mangez au restaurant, choisissez une entrée plutôt qu'un plat principal, partagez un plat avec un ami et ne commandez pas de gros plats. À la maison, utilisez des plats plus petits, considérez la taille des portions en termes réalistes et commencez avec peu.

Des repères visuels peuvent vous aider à déterminer la taille des portions ; votre portion de viande, de poisson ou de poulet devrait avoir la taille d'un jeu de cartes. Une cuillère à café d'huile ou de vinaigrette a à peu près la taille d'une boîte d'allumettes et votre tranche de pain devrait avoir la taille d'une boîte de CD.

CHAPITRE III : LA CLÉ EST AU PETIT-DÉJEUNER.

Mangez avec d'autres personnes dans la mesure du possible. Manger avec d'autres personnes présente d'innombrables avantages sociaux et émotionnels, surtout pour les enfants, et vous permet d'adopter de saines habitudes alimentaires. Manger devant le téléviseur ou l'ordinateur conduit souvent à une suralimentation insensée.

Mâchez votre nourriture lentement, en savourant chaque bouchée. Nous avons tendance à nous précipiter dans nos repas, oubliant vraiment de goûter les saveurs et de sentir les textures de ce qu'il y a dans notre bouche. Reliez-vous au plaisir de manger.

Demandez-vous si vous avez vraiment faim ou buvez un verre d'eau pour voir si vous avez soif plutôt que faim. Pendant un repas, arrêtez de manger avant de vous sentir rassasié. En fait, il faut quelques minutes au cerveau pour dire à votre corps que vous avez eu une alimentation adéquate, alors mangez lentement.

- ***Petit-déjeuner et manger des repas plus légers tout au long de la journée.***

Un petit-déjeuner sain peut stimuler votre métabolisme, et manger de petits repas sains tout au long de la journée (au lieu des trois gros repas habituels) vous permet de maintenir votre énergie et votre métabolisme sur la bonne voie.

Le petit déjeuner est très important dans tout programme de perte de poids. Un petit déjeuner en forme est vraiment le repas le plus important de la journée.

Un repas du matin bien équilibré et nutritif maintient votre niveau d'énergie à son maximum.

- Augmentez vos efforts pour perdre du poids. La recherche montre que les personnes qui déjeunent réussissent mieux à perdre du poids et à maintenir cette perte de poids.

- Aiguisez votre cerveau. Les personnes en forme qui prennent leur petit déjeuner seront plus alertes que celles qui commencent la journée par un repas riche en matières grasses.

- Protégez votre système circulatoire. Une étude a révélé que les personnes qui prenaient leur petit-déjeuner avec des protéines de haute qualité et des glucides de bonne qualité, plutôt qu'avec des céréales raffinées, présentaient un risque moindre de maladie cardiaque.

- Renforcez votre système immunitaire, brûlez les graisses et

21

ajoutez des muscles. Un petit déjeuner en forme vous aidera à commencer la journée avec des nutriments essentiels pour ajouter du muscle maigre, brûler les graisses et récupérer de ces exercices intenses, ainsi que pour renforcer votre système immunitaire et le garder exempt de maladies.

Manger tout ce que vous voulez pour le petit déjeuner ne vous donnera pas les avantages de bien-être mentionnés ci-dessus. Sauter le petit déjeuner ou manger des aliments malsains peut vous faire vieillir beaucoup plus vite. Manger un bon petit déjeuner santé améliorera votre santé, améliorera votre corps, améliorera votre qualité de vie et ajoutera des années à votre vie.

- **Petits déjeuners santé**

Roulés d'avoine, graines de lin, bleuets et amandes. Pour moi, c'est un petit-déjeuner incroyable. L'avoine en flocons est probablement le choix le plus sain, mais si vous êtes pressé, la farine d'avoine instantanée sera parfaite (elle ne contient pas autant de fibres, mais les ingrédients supplémentaires compensent pour cela).

Après avoir bombardé l'avoine, ajouter les graines de lin moulues, les bleuets surgelés et les amandes tranchées. Vous pouvez ajouter un peu de cannelle et de miel (pas beaucoup) si vous utilisez des flocons d'avoine. Ce sont 4 aliments puissants, pleins de fibres, de nutriments, de protéines et de graisses saines, avec seulement quelques minutes de préparation. Et très savoureux !

N'importe quelle céréale à grains entiers riche en fibres est un bon choix. Mettez du lait faible en gras ou du lait de soja, peut-être des baies si vous voulez.

Du tofu brouillé. Plus sain que les œufs brouillés. Mettez quelques oignons, poivrons verts ou autres légumes, un peu de sauce soja légère ou de tamari, peut-être un peu de poudre d'ail, et du poivre noir, faites revenir avec un peu d'huile d'olive. Mangez avec des rôties de blé entier. Rapide et délicieux.

Baies fraîches, yogourt et granola. Mangez du yogourt faible en gras ou du yogourt au soja ; choisissez quelques baies ou fruits supplémentaires et ajoutez des céréales saines.

Pamplemousse avec du pain grillé de blé entier et du beurre d'amande. Ajouter un peu de sucre sur le pamplemousse. Le beurre d'amande est meilleur pour vous que le beurre d'arachide, car il contient beaucoup de protéines qui vous rassasient.

Salade de fruits frais. Hachez des pommes, des melons, des baies, des oranges, des poires, des bananes, des raisins.... ou vos fruits préférés. Ajouter un peu de citron ou de jus de citron.

Un milk-shake protéiné. Utilisez de la poudre de protéine de soya, mais le babeurre fonctionne aussi bien. Mélangez avec du lait faible en gras ou du lait de soja, des bleuets congelés et peut-être un peu de beurre d'amande ou de farine d'avoine. Ça peut paraître bizarre, mais c'est vraiment cool, et une bonne farce. Un peu de graines de lin moulues donne également de bons résultats.

Oeufs aux poivrons. Les blancs d'œufs sont plus sains que les jaunes d'œufs. Ajouter un peu d'huile d'olive, des poivrons rouges et verts, peut-être du brocoli, des oignons et du poivre noir. Vous pouvez le combiner avec des toasts de blé entier.

Fromage cottage et fruits. Prends du fromage blanc allégé. Ajouter n'importe quel type de fruit. Pommes, agrumes, baies, etc. Mélangez et savourez !

- **Mangez des fruits et légumes de toutes les couleurs**

Mangez un arc-en-ciel de fruits et de légumes tous les jours, plus il fait beau, mieux c'est. Les fruits et légumes sont à la base d'une alimentation saine : ils sont pauvres en calories et denses en nutriments, ce qui signifie qu'ils sont riches en vitamines, minéraux, antioxydants et fibres.

Les fruits et légumes devraient faire partie de chaque repas et votre premier choix pour une collation - visez une limite inférieure de 5 portions par jour. Les antioxydants et les nutriments supplémentaires contenus dans les fruits et légumes aident à protéger contre certains types de cancer et d'autres maladies.

Les fruits et légumes aux couleurs plus vives et plus foncées ont des concentrations plus élevées de vitamines, de minéraux et d'antioxydants, et les couleurs assorties offrent une variété d'avantages. Certaines excellentes options sont :

- **Légumes verts :**

Les légumes sont remplis de calcium, de magnésium, de fer, de fer, de potassium, de zinc, de vitamines A, C, E et K, et aident à renforcer les systèmes sanguin et respiratoire. Soyez aventureux avec vos légumes et diversifiez-vous au-delà de la laitue vert foncé et brillante ; le chou frisé, les feuilles de moutarde, le brocoli, le chou chinois ne sont que quelques options.

- ***Légumes sucrés :***

Naturellement, les légumes sucrés apportent un goût sucré sain à vos repas et réduisent vos envies de sucreries supplémentaires. Le maïs, les carottes, les betteraves, les patates douces, les courges d'hiver et les oignons sont des exemples de légumes sucrés.

- ***Fruits :***

Un large assortiment de fruits est également vital pour une alimentation saine. Le fruit fournit des fibres, des vitamines et des antioxydants. Les baies combattent le cancer, les pommes fournissent des fibres, les oranges et les mangues fournissent de la vitamine C, et ainsi de suite.

N'oubliez pas d'acheter des produits frais et locaux si possible.

CHAPITRE IV : GLUCIDES ET GRAINS ENTIERS

Choisissez des glucides et des sources de fibres saines, en particulier des grains entiers, pour une énergie durable. En plus d'être délicieux et agréable, les grains entiers sont riches en produits photochimiques et en antioxydants, qui aident à protéger contre les maladies coronariennes, notamment le cancer et le diabète. Des études ont montré que les personnes qui mangent plus de grains entiers ont tendance à avoir un cœur plus sain.

Les glucides sains (parfois appelés bons glucides) comprennent les grains entiers, les haricots, les fruits et les légumes. Les glucides sains sont digérés lentement, ce qui vous aide à vous sentir plus rassasié plus longtemps et à stabiliser votre glycémie et votre taux d'insuline.

Les glucides malsains (ou mauvais) sont des aliments comme la farine blanche, le sucre raffiné et le riz blanc qui ont été dépouillés de tout son, fibre et nutriments. Les glucides malsains sont rapidement digérés et provoquent des pics de glycémie et d'énergie.

- **Comment consommer plus de glucides sains ?**

Incluez un assortiment de grains entiers dans votre alimentation saine, notamment du blé entier, du riz brun, du millet, du quinoa et de l'orge. Essayez différents grains pour découvrir vos préférés.

Assurez-vous d'avoir vraiment des grains entiers. Notez que les mots pierre broyée, multigrain, 100% blé ou son peuvent être trompeurs. Recherchez les mots "grains entiers" ou "100 % blé entier" en haut de la liste des ingrédients. Aux États-Unis, vérifiez s'il existe des scellés à grains entiers qui font la différence entre les grains entiers partiels et les grains entiers à 100 %.

Ne t'approche pas de : Aliments raffinés comme le pain, les pâtes et les céréales pour petit-déjeuner qui ne sont pas des grains entiers.

❖ **Recette de salade de pain italien à l'italienne à grains entiers**

Ce plat paysan italien n'est rien d'autre que du pain dur, des tomates et de l'huile d'olive, mais j'aime ajouter quelque chose de croustillant et de vert. C'est aussi un bon véhicule pour les restes de légumes grillés, comme les aubergines, les champignons ou les courgettes, ou pour les œufs durs ou les anchois. Si les tomates ne sont pas de saison, essayez la version aux fruits secs ci-dessous.

- ✓ 8 onces de pain de grains entiers (4 tranches épaisses)
- ✓ 4 branches de céleri ou 1 petit bulbe de fenouil, tranché finement
- ✓ 1/4 tasse d'huile d'olive
- ✓ 2 cuillères à soupe de vinaigre balsamique
- ✓ 1 1/2 livre de tomates mûres, épépinées et hachées
- ✓ 1/2 oignon rouge, tranché finement
- ✓ Sel et poivre noir
- ✓ 1/2 tasse de basilic frais haché

Préparation

Chauffer le four à 400 F. Déposer le pain sur une plaque de cuisson et le faire rôtir, en le tournant une ou deux fois, jusqu'à ce qu'il soit doré et sec, environ 10-20 minutes, selon l'épaisseur des tranches. Retirer du four et laisser refroidir.

Mettre le céleri, l'huile, le vinaigre, les tomates et l'oignon dans un grand saladier. Saupoudrer de sel et beaucoup de poivre et remuer.

Remplir un grand bol d'eau du robinet et faire tremper le pain pendant environ 3 minutes. Presser délicatement les tranches jusqu'à ce qu'elles soient sèches, puis les émietter dans le saladier. Bien mélanger et laisser reposer de 15 à 20 minutes (ou jusqu'à une heure). Juste avant de servir, goûter, rectifier l'assaisonnement si nécessaire et mélanger au basilic.

❖ *Salade de pain de blé entier aux fruits secs*

Retirer les tomates et le basilic et remplacer l'oignon par 2 échalotes moyennes.

À l'étape 2, mélanger le céleri ou le fenouil et assaisonner avec 1 tasse de fruits secs hachés (figues, dattes, abricots, cerises, canneberges ou raisins secs sont tous bons) et 1 c. à table de sauge fraîche hachée.

Garnir de noisettes grillées ou d'amandes.

CHAPITRE V : DIFFÉRENCE ENTRE LES BONS ET LES MAUVAIS GRAS

De grandes sources de graisses saines sont nécessaires pour nourrir votre cerveau, votre cœur et vos cellules, ainsi que vos cheveux, votre peau et vos ongles. Les aliments abondants, en particulier les acides gras oméga-3 appelés EPA et DHA, sont particulièrement importants et peuvent réduire les maladies cardiovasculaires, améliorer votre humeur et aider à prévenir la démence.

Depuis des années, les diététistes et les médecins prêchent les avantages d'une alimentation faible en gras. On nous a dit que la réduction de la quantité de gras que nous mangeons est la clé pour perdre du poids, contrôler le cholestérol et prévenir les problèmes de santé. Mais lorsqu'il s'agit de votre santé mentale et physique, il ne suffit pas de "couper la graisse".

La recherche montre que plus que la somme totale des matières grasses dans votre alimentation, ce sont les types de matières grasses que vous mangez qui comptent vraiment. Les mauvaises graisses ajoutent à votre cholestérol et à votre risque de maladies particulières, tandis que les graisses bénéfiques ont l'effet contraire, protégeant votre cœur et défendant votre santé en général. En fait, les gros gras - comme les oméga-3 - sont absolument essentiels non seulement pour votre santé physique, mais aussi pour votre bien-être émotionnel.

- **Ajoutez des matières grasses saines à votre alimentation**

- Graisses monoinsaturées : Il s'agit des huiles végétales comme l'huile de canola, l'huile d'arachide et l'huile d'olive, ainsi que les avocats, les noix, les amandes, les noisettes, etc. et les graines comme les graines de citrouille, le sésame, le chia, etc.

- Les acides gras polyinsaturés : Il s'agit des acides gras oméga-3 et oméga-6 présents dans les poissons gras comme le saumon, le hareng, le maquereau, les anchois, les sardines et certains suppléments d'huile de poisson en eau froide. D'autres sources de gras polyinsaturés sont les huiles de tournesol, de maïs, de soja, de lin et de noix non chauffées.

- **Réduire ou éliminer les mauvaises graisses de votre alimentation**

- Les gras saturés : On les trouve principalement dans les sources animales, y compris la viande rouge et les produits laitiers à base de lait entier.

- Les gras trans : On les retrouve dans les shorteners végétaux, certaines margarines, les craquelins et les sucreries, les collations, les aliments frits, les produits de boulangerie et les aliments transformés supplémentaires faits d'huiles végétales partiellement hydrogénées.

Lorsque vous vous concentrez sur les graisses saines, un bon point de départ est de réduire votre consommation de graisses saturées. Les graisses saturées se retrouvent principalement dans les produits d'origine animale tels que la viande rouge et les produits laitiers au lait entier.

La volaille et le poisson contiennent également des gras saturés, mais moins que la viande rouge. Les huiles végétales tropicales comme l'huile de noix de coco et l'huile de palme sont d'autres sources de gras saturés.

- ***Des moyens faciles de réduire les graisses saturées***
  - ✓ Mangez moins de viande rouge (bœuf, porc ou agneau) et plus de poisson et de poulet.
  - ✓ Essayez de manger des coupes de viande maigres et tenez-vous en à la viande blanche, qui contient moins de gras saturés.
  - ✓ Cuire au four ou au gril au lieu de frire.
  - ✓ Enlevez la peau du poulet et enlevez le plus de gras possible de la viande avant la cuisson.
  - ✓ Évitez les viandes, les légumes, les empanadas et les aliments frits.
  - ✓ Choisissez si possible du lait faible en gras et des

fromages faibles en gras comme la mozzarella. Consommez des produits laitiers riches en matières grasses avec modération.

✓ Utilisez des huiles végétales liquides comme l'huile d'olive ou l'huile de canola plutôt que du saindoux ou du beurre.

Un gras trans est une molécule de graisse normale qui a été pliée et déformée pendant une procédure appelée hydrogénation. Au cours de cette procédure, l'huile végétale liquide est chauffée et mélangée à de l'hydrogène gazeux.

Les huiles végétales partiellement hydrogénées les rendent plus stables et moins sujettes à la détérioration, ce qui est très bon pour les fabricants alimentaires, mais très mauvais pour vous.

Aucune quantité de gras trans n'est bonne pour vous. Les gras trans s'ajoutent aux principaux problèmes de santé, des maladies cardiaques au cancer.

- ### *Sources de gras trans*

Beaucoup de gens pensent à la margarine lorsqu'ils imaginent les gras trans, et il est vrai que certaines margarines en sont pleines. Toutefois, la principale source de gras trans dans le régime alimentaire occidental provient des produits de boulangerie et des collations préparés commercialement :

- Produits de boulangerie - biscuits, craquelins, gâteaux, muffins, enveloppes de gâteau, pâte à pizza et certains pains comme les pains pour hamburgers.

- Aliments frits - beignets, croustilles, poulet frit, pépites de poulet et tacos durs.

- Entrées - frites, maïs et tortillas ; sucreries ; maïs soufflé emballé ou au micro-ondes.

- Graisses solides - bâtonnets de margarine et shortening végétal semi-solide

- Produits pré-mélangés - mélange à gâteaux, mélange à crêpes et mélange à boisson chocolatée

En faisant les courses, lisez les étiquettes et recherchez "huile partiellement hydrogénée" sur les composants. Même si l'aliment prétend être exempt de gras trans, ce composant le rend suspect.

Dans le cas de la margarine, choisissez les versions en cuve molle et assurez-vous que le produit ne contient aucun gramme de gras trans et qu'il ne contient pas d'huiles partiellement hydrogénées.

Lorsque vous mangez à l'extérieur, inscrivez les aliments frits, les biscuits et les autres produits de boulangerie sur votre liste de " sauts ". Éloignez-vous de ces produits à moins que vous ne sachiez que le restaurant a éliminé les gras trans de vos aliments.

Restez loin des fast-foods. La plupart des États n'ont pas d'ordonnance sur l'étiquetage des aliments prêts-à-manger et peuvent même l'annoncer comme étant sans cholestérol lorsqu'ils sont cuits dans de l'huile végétale.

Lorsque vous sortez dîner, demandez à votre serviteur ou à la personne au bar dans quel type d'huile vos aliments seront cuits. S'il s'agit d'huile partiellement hydrogénée, allez dans la direction opposée ou demandez si vos aliments peuvent être préparés avec de l'huile d'olive, que la plupart des restaurants ont en stock.

Ok, alors vous réalisez qu'il faut éviter les gras saturés et les gras trans... mais comment obtenir le meilleur pour vos gras monoinsaturés et polyinsaturés dont tout le monde parle sans cesse ?

Les huiles végétales, les noix, les graines et le poisson sont les sources les plus bénéfiques de gras monoinsaturés et polyinsaturés sains.

- ***Cuire avec de l'huile d'olive.*** Utilisez de l'huile d'olive pour la cuisson sur la cuisinière, au lieu du beurre, de la margarine en bâtonnets ou du lard. Pour la cuisson, essayez l'huile de canola ou l'huile végétale.

- ***Mangez plus d'avocats.*** Essayez-les sur des sandwiches ou des salades ou faites du guacamole. En plus d'être riches en graisses saines pour le cœur et le cerveau, ils constituent un repas qui se remplit et qui est agréable.

- ***Prends les noix.*** Vous pouvez également ajouter des noix aux plats végétariens ou les utiliser au lieu de chapelure dans le poulet ou le poisson.

- ***Apéritif aux olives.*** Les olives sont riches en graisses monoinsaturées. Mais contrairement à la plupart des autres aliments riches en matières grasses, ils constituent une collation faible en calories s'ils sont consommés seuls. Essayez-les simplement ou faites une tapenade pour vous mouiller.

*- **Habille ta propre salade.*** Les vinaigrettes commerciales sont souvent riches en gras saturés ou faites d'huiles trans. Préparez vos propres vinaigrettes saines avec de l'huile d'olive pressée à froid, de l'huile de lin ou de l'huile de sésame de haute qualité.

Les bons gras peuvent devenir mauvais si la chaleur, la lumière ou l'oxygène les endommagent. Les gras polyinsaturés sont les plus délicats. Les huiles riches en graisses polyinsaturées (comme l'huile de lin) doivent être réfrigérées et conservées dans un récipient opaque, car la cuisson avec ces huiles endommage également les graisses.

- ### *Les acides gras oméga-3 : des acides gras superficiels pour le cerveau et le cœur*

Les acides gras oméga-3 sont une sorte

de gras polyinsaturés. Bien que tous les types de gras monoinsaturés et polyinsaturés soient excellents pour vous, les gras oméga-3 s'avèrent particulièrement bénéfiques.

Nous en apprenons encore sur les nombreux avantages des acides gras oméga-3, mais la recherche a démontré qu'ils le peuvent :

✓ Prévenir et réduire les symptômes de la dépression

✓ Protéger contre la perte de mémoire et la démence

✓ Réduire le risque de maladie cardiaque, d'accident vasculaire cérébral et de cancer

✓ Soulager l'arthrite, les douleurs articulaires et les affections inflammatoires de la peau

✓ Maintenir une grossesse en santé

Les acides gras oméga-3 sont très concentrés dans le cerveau. Les recherches montrent qu'ils jouent un rôle vital dans la fonction cognitive (mémoire, capacité de résolution de problèmes, etc.) et aussi dans la santé émotionnelle.

Une alimentation plus riche en acides gras oméga-3 peut vous aider à combattre la fatigue, à aiguiser votre mémoire et à équilibrer votre humeur. Des études ont montré que les oméga-3 peuvent être utiles dans le traitement de la dépression, du trouble déficitaire de l'attention/hyperactivité (TDAH) et de la dépression maniaque.

Il existe de nombreux types différents d'acides gras oméga-3, comme le poisson : la source alimentaire la plus bénéfique d'oméga-3.

Les acides gras oméga-3 sont une sorte d'acide gras essentiel, ce qui signifie qu'ils sont essentiels à la santé, mais que votre corps ne peut les produire. Les acides gras oméga-3 ne peuvent provenir que des aliments.

Les sources les plus bénéfiques sont les poissons gras comme le saumon, le hareng, le maquereau, les anchois ou les sardines, ou les suppléments d'huile de poisson d'eau froide de haute qualité. Le thon blanc et le touladi en conserve peuvent également être d'excellentes sources, selon la façon dont le poisson a été élevé et transformé.

Quelques personnes évitent les mollusques et crustacés parce qu'elles craignent la présence de mercure ou d'autres toxines possibles dans le poisson. Cependant, la plupart des experts s'entendent pour dire que les avantages de manger deux portions par semaine de ces poissons gras d'eau froide sont très bénéfiques.

Si vous êtes végétarien ou si vous n'aimez pas le poisson, vous pouvez quand même obtenir votre dose d'oméga-

3 en mangeant des algues (qui sont riches en DHA) ou un supplément d'algues et d'huile de chia.

CHAPITRE VI : LA QUALITÉ DES PROTÉINES

Les protéines nous donnent l'énergie nécessaire pour nous lever et passer à autre chose. Les protéines alimentaires sont séparées en vingt acides aminés qui sont les unités de base du corps pour la croissance et l'énergie, et qui sont essentiels au maintien des cellules, tissus et organes.

Un manque de protéines dans notre alimentation peut ralentir la croissance, diminuer la masse musculaire, diminuer l'immunité et affaiblir le cœur et le système respiratoire.

Les protéines sont particulièrement cruciales pour les jeunes, dont le corps grandit et bouge quotidiennement.

Le calcium est l'un des nutriments clés dont votre corps a besoin pour rester fort et en santé. C'est une composante essentielle de la santé osseuse tout au long de la vie, tant chez les hommes que chez les femmes, parmi de nombreuses autres fonctions importantes.

Voici quelques conseils pour inclure des protéines dans votre alimentation intelligente :

Essayez une variété de types de protéines. Que vous soyez végétarien ou non, essayer différentes sources de protéines - comme les haricots, les noix, les graines, les pois, le tofu et les produits à base de soja - vous ouvrira de nouvelles possibilités pour manger sainement.

> ✓ Produits de soya : Essayez le tofu, le lait de soya, le tempeh et les hamburgers végétariens pour changer.

✓ Évitez les noix salées ou sucrées et les haricots frits.

✓ Haricots : Les haricots noirs, les haricots blancs, les pois chiches et les lentilles sont de bons choix.

✓ Noix : Les amandes, les noix et les pistaches sont de bons choix.

Réduisez la taille de vos portions de protéines. La plupart des Américains mangent trop de protéines. Essayez d'éviter que les protéines ne soient le centre de votre alimentation. Il devrait se concentrer sur des portions égales de protéines, de grains entiers et de légumes.

Vous devriez également manger des sources de protéines de qualité, comme le poisson frais, le poulet ou la dinde, le tofu, les œufs, les haricots ou les noix. Lorsque vous mangez de la viande, du poulet ou de la dinde, achetez de la viande qui ne contient ni hormones ni antibiotiques.

En fin de compte, il est essentiel de prêter attention à ce qui accompagne les protéines dans vos choix alimentaires. Les sources de protéines végétales, comme les haricots, les noix et les grains entiers, sont d'excellents choix parce qu'elles fournissent des fibres, des vitamines et des minéraux sains. Les noix sont également une excellente source de graisses saines.

Les meilleures options de protéines animales sont le poisson et la volaille. Si vous aimez les viandes rouges, comme le bœuf, le porc ou l'agneau, optez pour les coupes les plus maigres, choisissez des portions modérées et faites-en une composante occasionnelle de votre alimentation, pour plusieurs raisons.

Il existe de nombreuses preuves que le remplacement de la viande rouge par du poisson, de la volaille, des haricots ou des noix peut aider à prévenir les maladies cardiaques, et que la réduction de la viande rouge peut réduire le risque de diabète.

Les viandes transformées, en particulier, ont été plus étroitement liées aux maladies cardiovasculaires et au diabète, du moins en partie en raison de leur teneur élevée en sodium.

Vous et vos os profiterez d'une alimentation riche en calcium. Il est conseillé de consommer une dose quotidienne de magnésium et de vitamines D et K (nutriments qui aident le calcium à remplir sa fonction).

Les niveaux suggérés de calcium sont de 1000 mg par jour, 1200 mg si vous avez plus de cinquante ans. Prenez un supplément de vitamine D et de calcium si vous n'avez pas les bons nutriments dans votre alimentation.

- ***Ce sont les grandes sources de calcium :***

  -

  ✓ ***Produits laitiers : Les***
produits laitiers sont abondants en

calcium sous une forme facilement digestible et absorbée par l'organisme. Les sources comprennent le lait, le yogourt et le fromage.

✓ **Légumes :** De nombreux légumes, en particulier les légumes-feuilles, sont de riches sources de calcium. Essayez les feuilles de navet, les feuilles de moutarde, les feuilles de chou, le chou frisé, la laitue romaine, le céleri, le brocoli, le fenouil, la courge d'été, les haricots verts, les choux de Bruxelles, les asperges et les champignons criminis.

✓ **Haricots :** Pour une source différente de calcium, essayez les haricots noirs, les haricots pinto, les haricots rouges, les haricots blancs, les haricots à œil noir ou les haricots au four.

CONCLUSION

Une saine alimentation commence par une excellente planification. Vous aurez gagné la moitié de la bataille pour une alimentation saine si vous avez une cuisine bien équipée, beaucoup de recettes simples et rapides et beaucoup de collations santé.

- ***Prenez vos repas par semaine ou même par mois***

L'une des meilleures façons d'avoir une alimentation saine est de préparer votre propre nourriture et de manger régulièrement. Choisissez des recettes saines que vous et vos proches aimez et établissez un horaire de repas autour de vous.

Si vous mangez bon marché, il est toujours crucial de considérer la qualité et la pureté des aliments que vous achetez. La façon dont les aliments sont cultivés ou élevés influence leur qualité et aussi leur santé. Les aliments biologiques réduisent les risques potentiels pour la santé et l'environnement liés aux pesticides, à l'irradiation et aux additifs. Un investissement dans votre alimentation aujourd'hui pourrait vous faire économiser de l'argent sur vos factures de santé plus tard.

Voici quelques façons d'économiser de l'argent lorsque vous achetez des aliments biologiques de haute qualité :

Achetez la meilleure qualité possible pour les aliments que vous mangez le plus. De cette façon, vous réduisez votre exposition aux pesticides, aux herbicides et aux antibiotiques, tout en augmentant la valeur nutritive de vos aliments. Les aliments biologiques contiennent des niveaux plus élevés d'antioxydants et plusieurs vitamines et minéraux comme la vitamine C, le calcium, le magnésium et le fer.

Utilisez les économies réalisées sur le revenu alimentaire pour acheter des aliments de meilleure qualité. Si cela est concevable, concentrez-vous sur l'achat de sources de viande et de produits laitiers biologiques, nourris à l'herbe ou en libre accès en raison de la concentration probablement plus élevée d'antibiotiques et d'hormones qui peuvent vous être transmises.

Apprends toi-même. Lorsque vous comprenez quel produit contient le plus de résidus chimiques (et lequel en contient le moins), vous pouvez choisir d'acheter des aliments biologiques ou des aliments d'agriculteurs locaux qui n'utilisent pas de produits chimiques, et d'autres produits cultivés de façon conventionnelle.

Essayez de cuisiner la fin de semaine ou un jour par semaine, et préparez des aliments supplémentaires à congeler ou à réserver pour une soirée spéciale. Cuisiner à l'avance permet d'économiser du temps et de l'argent, et c'est gratifiant de savoir que vous avez un repas fait maison qui attend d'être consommé.

Mettez-vous au défi de préparer 2 ou 3 dîners qui peuvent être préparés sans avoir à vous rendre au magasin, en utilisant les produits de votre garde-manger, de votre congélateur et de votre panier à épices. Un délicieux souper de pâtes complètes avec une sauce tomate rapide ou une quesadilla aux haricots noirs rapide et facile à préparer sur une tortilla complète (parmi d'innombrables autres recettes) peut être votre repas préféré lorsque vous êtes simplement trop occupé pour magasiner ou cuisiner.

Manger des aliments sains n'a pas besoin d'être cher. En fait, la préparation de vos propres repas peut être un bon moyen d'aider votre famille à économiser de l'argent. Soyez original et amusez-vous à le faire !

• *Quelques conseils pour économiser de l'argent en préparant des aliments sains :*

Remplacez les protéines végétales par des protéines de viande dans certains de vos repas, surtout si vous avez tendance à manger de la viande à la plupart des repas. Les légumineuses, surtout lorsqu'elles sont achetées sous forme sèche, coûtent beaucoup moins cher que la viande.

Découvrez un grand marché agricole où l'on vend des légumes locaux. Fréquemment, vous pouvez trouver des offres incroyables sur des produits vraiment frais. De plus, si vous allez vers la fin du marché, les vendeurs vendent souvent ce qui reste à des prix encore plus bas.

Acheter en gros. Trouvez une épicerie qui vend des céréales, des légumineuses, des noix, des graines et d'autres produits en vrac. Conservez les aliments dans des bocaux en verre pour les garder frais.

Préparez votre propre version d'articles comme la vinaigrette ou les smoothies. Ils seront beaucoup plus sains si vous faites les vôtres et ils sont très simples.

- *Vinaigrette simple :* huile d'olive, vinaigre, moutarde, herbes et un peu de sel et de poivre.

- *Battre :* ½ banane, 6 fraises, une poignée de bleuets, le liquide de votre choix (c.-à-d. du jus naturel ou du lait faible en gras) et mélanger jusqu'à consistance lisse.

- *Préparez un lunch :* Apportez des restes ou achetez des ingrédients pour préparer votre propre lunch. Vous économiserez des tonnes d'argent et vous serez en meilleure santé.

- *Un régime alimentaire intelligent peut inclure des collations :* Les collations peuvent aider à maintenir notre glycémie à un niveau plus élevé, même en nous donnant une énergie constante au lieu des hauts et des bas les plus fréquents dans le niveau d'énergie.

- **Idées de collations intelligentes**

Fruits et noix - Cette combinaison fantastique nous donne des fibres et des protéines pour une collation nutritive. Mangez un fruit frais et une poignée de noix. Une excellente combinaison est le fruit avec du beurre de noix étalé sur le dessus.

Parfait au yogourt - Yogourt nature faible en gras avec un mélange de fruits frais. À l'aide du yogourt naturel, vous décidez de la quantité d'édulcorant à ajouter. De même, essayez d'ajouter une touche de vanille ou de cannelle pour différentes saveurs. Pour une collation plus satisfaisante, ajoutez une pincée de céréales ou de granola.

Popcorn - Préparez votre propre popcorn léger pour une collation excellente et savoureuse. Vous pouvez même être aventureux avec des épices. Essayez d'ajouter du cari, de la poudre d'oignon ou tout ce que vous voulez.

Houmous et légumes - Les pois chiches dans le hoummos fournissent beaucoup de fibres et de protéines ; il n'a pas de cholestérol et est un en-cas très satisfaisant et savoureux.

Et si je n'ai tout simplement pas le temps de cuisiner, comme le disent les gens qui ne savent pas à quel point il peut être simple et rapide de préparer leurs propres repas et de commencer à manger plus sainement.

Commencez par ajouter un autre repas à la maison chaque semaine. Cuisiner et manger sainement, c'est comme toute autre compétence. Il faut un peu d'entraînement pour se perfectionner. Ne vous inquiétez donc pas si vous vous sentez frustré au début. Vous pouvez brûler le riz ou trop cuire les légumes.

Après quelques essais, il deviendra plus simple et plus rapide. Commencez par des plats simples. Cuisiner et manger sainement ne doit pas être déconcertant.

Maintenant oui, je vous souhaite le meilleur dans vos résultats, et rappelez-vous que tout est pratique ; la théorie sans l'action ne vous est d'aucune utilité.

Un gros câlin, ton amie Jessy !

D'ailleurs, quand vous obtenez vos résultats petit à petit, je vous recommande vivement, si vous voulez en savoir plus sur les méthodes de perte de poids, mon livre, "Apprendre à maximiser votre métabolisme", est un livre qui je suis sûr vous aidera beaucoup sur votre chemin vers "bonne santé".

Sans plus attendre, vous pouvez le trouver dans le moteur de recherche Amazon par son titre ou en cherchant mon nom comme : "Jessy M. Brown".... Encore une fois, je vous souhaite beaucoup de succès dans vos résultats !